Dʳ ARSÈNE

COMMENT ÉVITER ET GUÉRIR

le Mal de Mer

ET

le Mal de Chemin de Fer

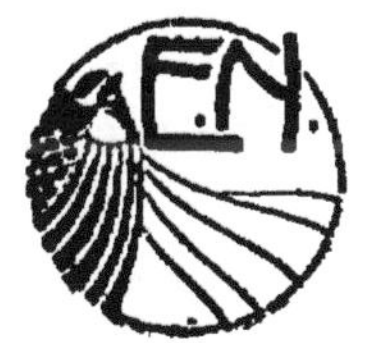

ÉDITIONS NILSSON
8, RUE HALÉVY, 8
PARIS

LE MAL DE MER

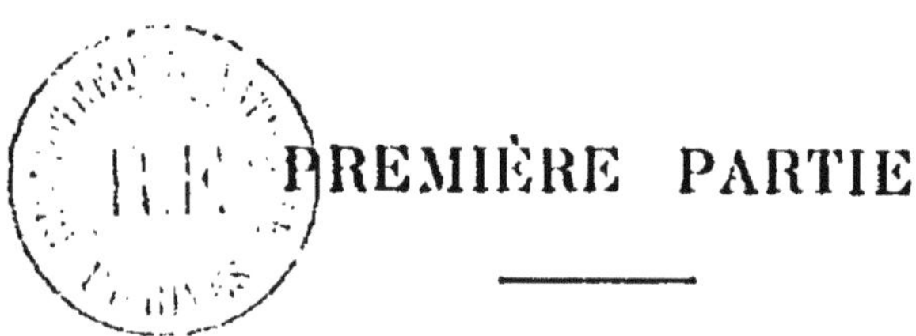

PREMIÈRE PARTIE

LA PHYSIONOMIE DU MAL

Dans un vers médiocre, mais faisant bien image, un poëte resté obscur a défini ainsi la naupathie :

« *Un mal qu'on ne plaint guère et qui fait bien souffrir.* »

La naupathie est le mal que ressentent la plupart des voyageurs qui affrontent les risques d'un voyage en mer.

Aussi la connaît-on surtout sous le nom dont on se sert pour le désigner ordinairement :

Le mal de mer.

C'est-à-dire le mal donné par la mer, celui qui vient d'elle et qui est spécial à ceux qui naviguent.

On devrait dire, d'une façon plus explicite, qu'il atteint surtout ceux qui ne naviguent pas habituellement.

COMMENT ÉVITER et GUÉRIR LE MAL DE MER

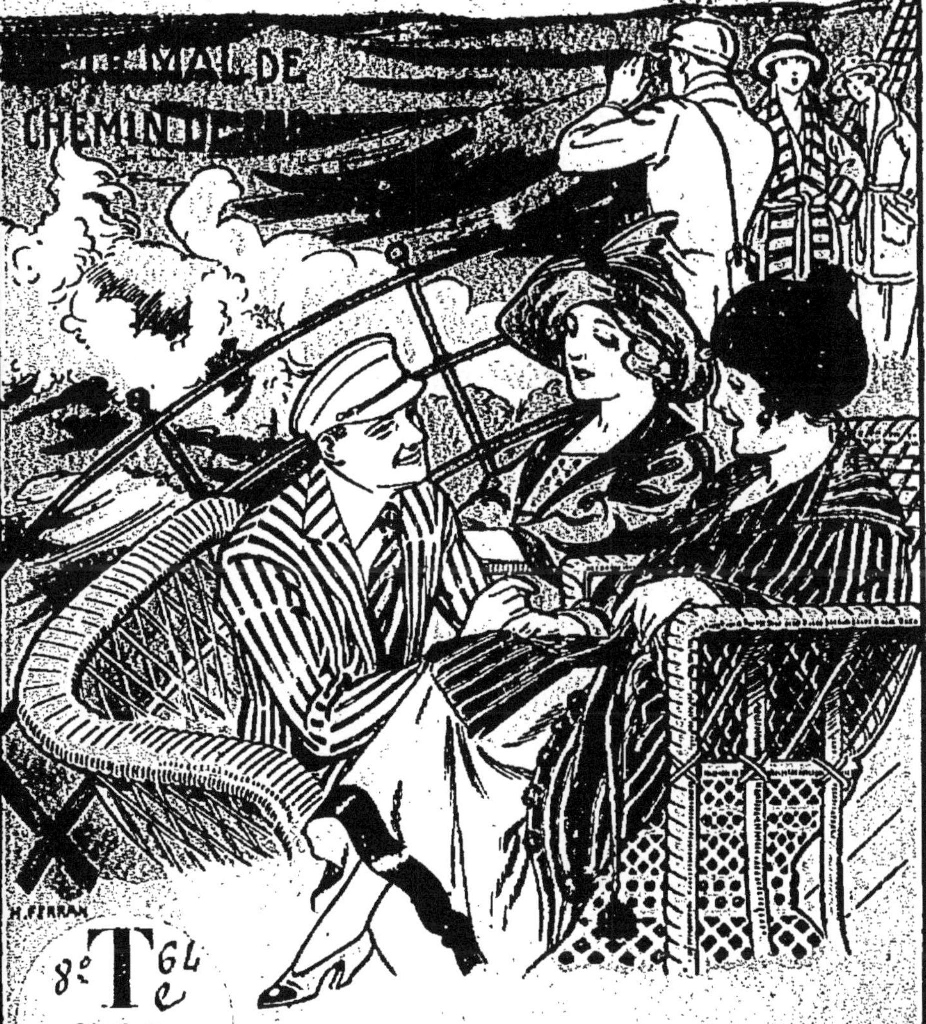

COMMENT ÉVITER ET GUÉRIR

le Mal de Mer

ET

le Mal de Chemin de Fer

Il est infiniment plus rare de le rencontrer chez les marins que parmi les passagers.

Et ces derniers, après quelques jours de traversée, s'en trouvent souvent délivrés.

Nous verrons cependant tout à l'heure qu'il est parfois particulièrement tenace, plus qu'on ne le pourrait penser.

Quoi qu'il en soit, il est d'usage de sourire de ce mal lorsqu'il ne présente pas des caractères d'exaspération qui peuvent le rendre dangeureux.

La raison de cette indifférence, c'est qu'il est particulièrement éphémère.

La caractéristique du mal de mer est de disparaître sans laisser de traces, aussitôt que l'on parvient en terre ferme.

Il se différencie en ceci de tous les autres malaises.

La cause qui le produit n'existant plus, l'effet cesse sans qu'il en résulte le moindre désordre dans l'organisme.

Tous les autres malaises laissent après eux une faiblesse ou un vestige de la douleur endurée.

Celui-là, à de très rares exceptions près, s'oublie aussitôt que ses causes de production n'existent plus.

Tout au plus l'ancien patient ressent-il, une fois débarqué, une sensation de sensibilité dans les côtés, sensation qui lui vient des efforts qu'il a dû effectuer au cours des vomissements.

Il lui arrive aussi de ressentir une certaine faiblesse, mais elle est étragère au mal ancien.

Elle vient de la diète forcée qui fut amenée par le refus de l'estomac à conserver toute nourriture.

Aussi le bien-être reparaît-il après l'absorption du premier repas.

Les diverses formes du mal de mer.

Cet odieux malaise se manifeste sous des formes diverses, quant aux prodromes.

Pour ce qui est du résultat, il reste presque toujours le même et se traduit par des vomissements.

Cependant il est des cas où ils n'apparaissent pas.

Il n'en revient point à dire que les patients soient indemnes.

Dans les deux cas principaux, ils souffrent véritablement, quoique leur mal soit moins apparent.

L'autre forme est celle que l'on a dénommée mixte, car elle par' 'pe des deux autres, ou, pour mieux dire, elle a umule les malaises qui sont particuliers à chacune u'entr'elles.

De toute façon, et de quelque manière qu'elle se manifeste, la naupathie, ou plus vulgairement le mal de mer, doit être attribué au dérangement de tout le système nerveux.

D'après le Dr Géraud-Bonnet il amène une véritable perturbation fonctionnelle, qui a pour résultat une dépense énorme de force nerveuse.

Cet excès produit du vertige célébral, de la gastralgie, des vomissements, des sueurs abondantes, ainsi qu'un abaissement de la température du corps.

Si l'état se prolonge, une lassitude générale intense vient s'ajouter aux malaises du patient.

Les sensations sont en rapport direct avec les mouvements du navire.

Lorsqu'il descend, on éprouve une perception de vide, donnant l'impression d'une traction violente des muscles de l'estomac ; lorsque le navire remonte à la crête d'une vague, on sent au contraire une impression de mouvement ascendant qui produit la nausée.

Ces troubles se répercutent sur l'estomac et occasionnent des douleurs, quelquefois des crampes et, presque toujours, des vomissements, qui ne soulagent le malade que momentanément, car bientôt des troubles reparaissent.

Peu de personnes échappent à ce mal, qui, suivant la nature de la constitution, devient plus ou moins aigu, plus ou moins douloureux.

Les vomissements faciles en sont la solution la plus désirable.

Nous avons dit que ce mal adoptait deux aspects ordinaires :

L'une de ces formes est le *vertige*.

Le vertige est une sorte d'étourdissement qui donne la sensation aiguë de l'instabilité.

Cette instabilité est presque toujours réelle puisque le roulis et le tangage impriment un mouvement à tout ce qui entoure le passager.

Par les calmes plats seulement elle cesse de se produire, mais il est fort rare que quelque oscillation ne vienne point rappeler la nature de la surface sur laquelle on vogue.

Cependant celui qui est atteint de vertige ne ressent pas seulement cette impression à propos des objets qui l'environnent.

Il a pour pour lui-même un sentiment pareil.

Si bien étendu qu'il soit dans son lit, si bien calé qu'il puisse être, au fond d'un moelleux rocking-chair, il a la sensation de ne reposer sur rien et de se sentir flotter.

Son cerveau semble se livrer à une ronde folle dans son crâne et sa tête lui paraît un grelot vide.

Une douleur sourde d'abord, puis de plus en plus aiguë lui point les yeux, et s'il persiste à les garder ouverts, le vertige ne tarde à prendre une acuité telle, que la souffrance devient bientôt des plus vives.

La meilleure solution est encore, ainsi que nous venons de le dire de voir le vertige dégénérer en vomissements. Le malade en éprouve un soulagement, qui n'est parfois que passager, mais qui lui semble bien précieux quand même.

Le vertige s'accompagne souvent de douleurs frontales très violentes.

La seconde forme du mal de mer est la nausée.

Il y a plusieurs sortes de nausées :

La nausée proprement dite ;

Celle qui précède les vomissements.

La première est plus douloureuse, peut-être, car elle est plus constante, plus prolongée et ne trouve point de soulagement dans l'expectoration.

La nausée est une contraction involontaire des muscles du pharynx et de l'œsophage, correspondant avec un malaise stomacal.

Elle donne au patient l'impression désagréable qu'on éprouve au moment de rejeter, mais sans atteindre ce résultat, si bien que la contraction ne cède point.

Elle s'accompagne des phénomènes ordinaires : dégoût : bouche amère, haut-le-corps et tous les symptômes de ce que l'on nomme habituellement « mal de cœur ».

Cependant les nausées, si elles ne changent pas de caractère, cèdent souvent au fait de quelques heures de traversée.

Rarement elles se prolongent plus de vingt-quatre à quarante-huit heures.

L'autre forme de nausées est la contraction qui précède le vomissement.

C'est le véritable et plus ordinaire symptôme de la naupathie.

Le mal de mer a souvent été étudié par les gens de science et ils ont tous conclu à un mouvement réflexe, qui doit être attribué à la fluctuation des parois de l'estomac, exerçant une pression sur le diaphragme.

Cette pression a une répercussion sur le pharynx, l'œsophage ; elle détermine la nausée, avant-coureur des vomissements.

Il est inutile de dire que la perte de l'appétit est absolument complète.

Certains médecins attribuent encore ce mal à l'action sanguine qui se trouve contrariée dans son activité normale.

Les mouvements du bateau se produisent, comme on le sait, tantôt de bas en haut, tantôt de haut en bas ; c'est ce qu'on appelle le tangage.

Les oscillations du roulis se produisent dans le sens de la largeur, c'est-à-dire de droite à gauche.

Certaines personnes sont plus incommodées des mouvements du tangage. D'autres, au contraire, se trouvent plus fatiguées par les balancements du roulis.

Mais, quoi qu'il en soit, ces mouvements, en faisant déplacer le corps d'une manière inusitée, il se trouve que le sang contenu dans les artères et dans les veines, sous l'influence de cette agitation incessante, ne se distribue pas de la façon régulière, qui est celle de la pleine santé.

Le mal de mer est, du reste, un mal essentiellement fantasque.

On voit des personnes affligées de maladies d'estomac se porter assez bien en mer pour se croire guéries.

D'autres, au contraire, dont l'estomac a toujours été excellent se voient en proie à un mal intense, dès qu'elles mettent le pied sur un paquebot.

On assure même que certains voyageurs se sont sentis malades tout le long d'une traversée de plusieurs semaines. Il est enfin des marins qui n'ont jamais pu conquérir l'insensibilité vis-à-vis de ce mal.

Cependant, quoi qu'on cite à ce sujet des exemples célèbres, entr'autres celui de l'amiral Nelson, il est bon de dire que les longues traversées immunisent généralement les passagers.

DEUXIÈME PARTIE

POUR PRÉVOIR ET ÉVITER LA CRISE
AVANT L'EMBARQUEMENT

Dès que le voyage est résolu, il est prudent de retenir sa place sur le bateau.

On a dit bien des choses au sujet de ce choix. Il est d'abord très difficile, pour une multitude de raisons, dont la principale est qu'il faut faire coïncider la date du départ du paquebot avec celle que l'on s'est fixée pour le voyage.

Les longs-courriers surtout, partant à des intervalles très éloignés, il est, la plupart du temps, impossible de faire un choix.

Ensuite, il faut bien le dire, cela est parfaitement inutile.

Tout ce qu'un passager peut choisir doit se rapporter à des questions étrangères à la structure, à la nature ou au tonnage du bateau.

Il peut fixer sa préférence sur tel paquebot sur lequel il a déjà voyagé, parce qu'il y retrouvera des habitudes, ou qu'il estime la diligence des serviteurs du bord.

Il se peut encore qu'il ait contracté des relations

agréables avec le commandant et les officiers du bord.

Il est possible encore qu'il retarde ou qu'il avance son voyage pour se retrouver dans un milieu sympatique.

Mais, nous le répétons, ces considérations sont absolument personnelles et ceux qui voudraient en adopter d'autres risqueraient fort de se trouver déçus.

L'expérience a démontré que les dimensions ou les aménagements d'un bateau n'ont aucune influence sur les maux éventuels, tant redoutés des passagers.

Telles personnes ont beaucoup souffert sur de magnifiques paquebots et n'ont ressenti aucun malaise sur d'autres, dont les dimensions et la construction semblaient présenter moins de garanties.

On ne doit pas oublier que les estomacs ont des caprices singuliers.

Il est impossible de déterminer sûrement les effets des mouvements, non seulement sur les individus en général, mais sur soi-même en particulier.

Certaines personnes sont bouleversées surtout par les balancements lents.

D'autres sont surtout impressionnées par les oscillations plus courtes.

Il est donc bien difficile de conseiller à propos du choix d'un paquebot.

Le mieux est de prendre le plus proche du départ, ou celui dont l'aménagement intérieur semble offrir un confortable plus en rapport avec les goûts... et avec la bourse.

Choix de la cabine.

On recherchera autant que possible une cabine, dite de centre, c'est-à-dire celle qui se rapproche le plus du centre du bateau.

On donne quelquefois ce nom à des cabines situées entre les autres.

Dans ce cas, il faudra se préoccuper de la distribution de l'air.

Il n'est pas rare de trouver ces sortes de cabines dénuées d'une prise d'air extérieure.

Les personnes, qui se savent aguerries contre le mal de mer pourraient les retenir impunément, car la vie d'un passager bien portant se passe en dehors de sa cabine et celle-ci offre le grand avantage de présenter, par sa situation centrale, une prise moins large au tangage.

Par les gros temps, lorsque le pont est inaccessible, elle pourrait donc lui être un lieu de refuge assez confortable. Mais s'il n'est pas sûr de sa résistance ou s'il se sait sujet au mal de mer, il fera bien de chercher, toujours vers le centre du bateau, une cabine dont l'air pourra être facilement renouvelé, car la privation d'air frais pourrait déterminer une crise, ou l'aggraver, si elle s'est déjà produite.

Ajoutons encore que l'impossibilité de renouveler l'air laisse trop facilement emmagasiner celui qui vient du bateau même.

Or on sait que celui-ci se trouve chargé de tous les relents d'huile, de goudron, de peinture, de fumée et de tous les gaz confinés dans l'intérieur.

On recherchera donc, de préférence, une cabine, dont le hublot s'ouvre directement au dehors.

Mais là ne se borne pas le souci dans le choix de la cabine.

Nous venons de parler de sa situation et de son aération. Nous allons maintenant nous occuper de son aménagement intérieur.

On sait que les cabines contiennent toutes de deux à quatre couchettes.

Quelques-unes en ont trois, si l'on compte un divan qui peut, à l'occasion, se transformer en lit.

Mais il faut plaindre les passagers auxquels échoient cette disgrâce de voir un troisième s'installer dans l'espace, déjà si restreint pour deux.

Quoi qu'il en soit, il est plus prudent de choisir une cabine moins.... hospitalière.

Nous ne parlerons pas ici des cabines de luxe.

Celles-ci sont aménagées pour offrir au voyageur toutes les commodités et tous les moyens de préservation, qu'il est possible de concevoir.

Elles ne contiennent qu'un lit et s'enrichissent d'un cabinet de toilette.

S'il est donné de choisir, il est donc préférable de s'arrêter à une cabine ne contenant que deux couchettes.

Ces chambrettes sont plus étroites que les autres, mais on s'y trouve quand même plus à l'aise à deux, que dans celles où quatre personnes doivent évoluer, bien quelles soient un peu plus vastes.

Puis, les deux couchettes étant superposées, on n'a pas les inconvénients du vis-à-vis.

On sait combien le mal de mer est contagieux et il suffit parfois de la vue d'un malade, ou même d'une personne sur le point de l'être, pour déterminer un dégoût, qui ne tarde pas à dégénérer en nausée.

La cabine à deux supprime cette ennuyeuse et inquiétante éventualité.

Choix de la couchette.

Quant à ce qui concerne la couchette proprement dite, on ne saurait conseiller définitivement, car il dépend beaucoup du second locataire.

Si l'on a pour voisin quelqu'un qui soit rebelle au mal de mer, il sera préférable de prendre la couchette inférieure, et ceci pour plusieurs raisons :

Dans le cas où l'on aurait à se déplacer ou à sortir momentanément de son lit, on aurait moins à souffrir étant donné que l'on ne se verrait point obligé à une descente et une ascension toujours pénible pour un malade.

Ensuite on pourrait plus facilement recevoir des soins, sans avoir à effectuer de mouvements violents.

Ajoutons aussi que le personnel du bord, si dévoué soit-il, mettra davantage d'empressement à s'occuper d'un passager qu'il peut plus facilement atteindre.

Enfin, toujours dans le cas où le voisin est indemne du mal, en aura grande chance de bénéficier souvent de la solitude, si précieuse à ceux qui souffrent en mer, car ceux qui échappent au mal ne passent guère dans leurs cabines que le temps de s'habiller, se déshabiller et dormir.

Mais tous les voisins ne sont pas privilégiés et il y en a beaucoup dont la situation au-dessus de la tête peut présenter des inconvénients, ne seraient-ce que ceux de l'approche trop fréquente de gens chargés de les soigner.

Nous n'insisterons pas sur les autres ennuis, dont les éclaboussures peuvent augmenter un malaise déjà trop déterminé.

Parlons maintenant des avantages de la couchette supérieure :

On se trouve plus isolé, ce qui, nous le répétons, est précieux pour ceux qui souffrent.

On peut, si le voisin est malade, n'en point ressentir la répercussion d'une façon aussi certaine.

Dans le cas contraire, tous nos arguments n'ont guère de valeur puisque, ainsi que nous l'avons dit plus haut, le passager bien portant n'habite sa cabine que la nuit.

Il s'agira donc, avant de se décider, de peser toutes les raisons pour et tous les motifs contre, en se basant sur la probabilité du malaise.

S'il ne survient pas, on pourra doublement s'applaudir d'une prévoyance qui assure, en tous les cas, un confortable voyage.

Le costume.

Le choix du costume n'est pas indifférent aux aises du voyageur et peut avoir une grande influence sur son état de santé, pendant la traversée.

On ne doit pas oublier — nous en parlerons longuement tout à l'heure — que le mal de mer obéit à des influences nerveuses, c'est-à-dire qu'il est tributaire de la moindre gêne physique.

On évitera donc tout ce qui peut la produire.

Les femmes éviteront de porter des corsets trop hauts ou trop également serrés.

Le mieux est de s'en abstenir et de le remplacer par une ceinture en tissu souple, emboîtant la poitrine et le ventre jusqu'aux aines.

Cette ceinture est indispensable, aussi bien aux hommes qu'aux femmes.

On la choisit en flanelle souple ou en tissu tricoté. Cependant la flanelle est préférable, car elle a plus de soutien et peut prêter, sans se rouler ou se replier comme font les tricots lorsque l'on veut trop les tendre.

On ne peut assurer que le port de cette ceinture soit une garantie certaine contre le mal de mer, mais, même en temps de crise, on en éprouvera du soulagement.

En tous cas l'apparition des premiers symptômes s'en trouve souvent retardée, car la ceinture en maintenant les viscères empêche, dans une certaine mesure, le frottement intérieur, qui, par voie réflexe, provoque les nausées.

Le faux-col empesé doit être banni de la toilette du passager.

Il sera remplacé par un col souple ne gênant point les mouvements de déglutition et ne donnant point l'impression d'une incommodité concernant la liberté de la respiration.

Les chaussures seront amples, à la fois légères et fortes, car un pied comprimé dans un soulier détermine un état de malaise, qui peut avoir une répercussion fâcheuse.

La coiffure de voyage remplacera le chapeau.

Pour ceux qui veulent affronter la promenade sur le pont, elle devra comporter une visière, car la réverbération a une influence mauvaise sur le bon équilibre des régions céphaliques.

On recommande quelquefois le port de lunettes, bleues ou teintées, mais il ne serait pas bon de suivre sans discussion ce conseil, car les verres produisent quelquefois une sensation d'étourdissement qui appelle facilement la période du vertige. Pour les femmes, un chapeau souple qu'on peut rabattre sur les yeux, fixé par un voile attaché autour de la tête, est la coiffure la plus pratique et la plus seyante, aussi.

Quant au costume, il doit être de laine à la fois épaisse, souple et légère.

Il peut être en drap remplissant ces conditions pour les hommes.

Pour les femmes, les costumes de tricot doivent être recommandés, comme étant les véritables vêtements de la traversée.

Ces costumes ne seraient ni trop vagues ni trop serrés. Trop vagues, ils auraient le désavantage de laisser la brise marine s'infiltrer entre l'étoffe et la chair. Or il faut songer que cette brise est le plus souvent un vent très âpre, qui vivifie peut-être les gens bien portants, mais se fait, chez les faibles, le complice de malaises certains.

Nous avons parlé des inconvénients inhérents aux chaussures ou aux sous-vêtements trop serrés, nous répéterons au sujet du costume les mêmes recommandations.

Le seul objet qui doit étreindre étroitement est la ceinture de flanelle ou de laine souple.

Les autres vêtements seront ajustés suffisamment pour préserver des incursions du vent et assez amples pour n'apporter aucune gêne.

Faut-il manger avant de s'embarquer ?

Certains médecins conseillent de faire un repas léger trois heures avant de s'embarquer.

D'autres sont d'avis qu'il faut manger copieusement.

Il en est qui recommandent une simple collation arrosée d'un thé teinté de rhum.

On prescrit rarement l'abstinence complète.

Il est certain que ceux dont l'estomac est garni souffrent moins que ceux dont l'estomac est vide.

On le comprendra facilement.

Si les nausées surviennent, le rejet de la nourriture sera un soulagement pour le patient, tandis qu'il ressentira, s'il est à jeun, des douleurs qui n'auront pas de solution.

On a vu des cas de naupathie frappant des passagers à l'estomac vide dégénérer très vite en vomissements de sang, par suite des efforts inutiles, amenant la rupture de petits vaisseaux.

En revanche il n'est pas bon de boire, avant de s'embarquer, une grande quantité de liquide.

C'est le tort qu'ont beaucoup de voyageurs qui quittent les pays de soleil.

La chaleur ambiante, l'émotion du départ, la société des parents ou des camarades, qui viennent les accompagner, toutes ces raisons les disposent à des libations, qui sont un peu en dehors de leurs habitudes.

Or on connaît l'effet de la trop grande quantité de liquide absorbée par un estomac bien portant.

Il ne tarde pas à désirer la rejeter.

Peut-il en être autrement lorsque le balancement du bateau vient augmenter cette sensation ?

Toutes ces précautions n'empêchent pas toujours le mal de mer de se produire ; cependant elles entravent souvent son apparition et, de toutes façons, elles évitent au patient un surcroît de malaise.

Avant de parler de celles qu'il est bon d'observer une fois embarqué, nous croyons toutefois utile de donner un aperçu de la composition d'un repas, pris avant de mettre le pied sur le paquebot.

En général, ainsi que nous le disons plus haut, il est préférable de le prendre environ trois heures avant de monter à bord.

A ce moment la digestion est presque terminée et l'estomac cependant, n'en est pas encore à la sensation de vide, que l'on doit, autant que possible, éviter.

Il serait peut-être imprudent de manger immédiatement avant de s'embarquer.

Si on le faisait, on devrait, aussitôt arrivé, s'étendre avant la mise en marche et ne se relever que deux heures après.

On choisira des choses légères.

Le poisson, les viandes blanches, les cervelles, le ris de veau.

Les légumes secs seront de préférence absorbés sous la forme de purée.

On choisira parmi les légumes verts ceux qui ne sont point réputés indigestes : les épinards, les andives, les asperges, les petits pois, les salades cuites, etc.

On bannira le chou sous toutes ses formes.

On composera son dessert de préférence avec des fruits cuits, des compotes ou des confitures.

On écartera les fruits crus, à l'exception du raisin.

Quant à la boisson, on sera très circonspect.

Le vin additionné d'eau, le champagne arrosé d'eau de Seltz ou la bière prise en petite quantité.

Un petit verre de liqueur, *un seul*.

TROISIÈME PARTIE

A BORD

La traîtrise des adieux.

Il est un premier danger, auquel aucun passager non prévenu n'échappe.

C'est celui qui se présente au moment où, déjà montés à bord, après s'être entretenus par signaux — quelquefois verbalement — avec ceux qui les ont accompagnés jusqu'au lieu de l'embarquement, ils continuent à échanger des signes lors de la mise en marche.

Ils s'attardent à saluer leurs amis ou leurs parents et laissent flotter leur mouchoir, tant que le quai reste en vue.

Il se produit alors deux phénomènes :

D'abord celui de l'émotion qui bouleverse les centres nerveux et les met en état de sensibilité excessive.

Si ceux que l'on a quittés sont plus que des amis, s'ils sont des êtres chers, on a peine à retenir ses larmes.

Cet état d'émotivité produit toujours la contraction de la gorge et a une répercussion certaine sur les muscles voisins.

On sait, n'est-ce pas, que la contriction de la gorge est le prélude très fréquent des nausées.

Si ce trouble se résoud en larmes, il sera peut-être le signal d'une crise moins douloureuse en ce qui concerne l'estomac, mais il aura sur les muscles céphaliques, une influence détestable.

Tout le monde sait que les larmes amènent le mal de tête.

Chez les passagers, ce malaise doit être d'autant plus soigneusement évité, car il est toujours précurseur du vertige.

On dira peut-être qu'il est bien pénible de se séparer brusquement de ceux que l'on aime et de disparaître à leurs yeux, alors que l'on peut pendant quelque temps avoir la consolation de se comtempler mutuellement.

Cependant, tout le monde sait que ces minutes du départ, pendant lesquelles on n'échange plus que des banalités, telles que : Tu m'écriras — Soigne-toi bien — Embrasse bien une telle ou un tel —, toutes ces minutes ont pour effet de prolonger, sans l'atténuer, la peine du départ.

C'est de la sentimentalité hors de propos et les parents témoigneraient leur amitié d'une façon plus positive en engageant le voyageur à aller, pendant que le paquebot est encore immobile, ou que les oscillations sont à peine sensibles, s'occuper des mille petits détails de son installation.

De la sorte, il pourrait, s'il éprouvait quelques troubles, se reposer complètement avant qu'ils deviennent trop marqués.

Là est la grave question.

Empêcher le mal de mer de se faire pressentir.

Surprendre les premiers symptômes, se soigner aussitôt c'est bien ; mais combien il est plus sage de s'appliquer à supprimer ce malaise qui, pour tant de gens devient un fléau véritable.

Mais là ne se borne pas la traîtrise des adieux ; nous allons en constater d'autres effets.

Le piège de la contemplation de la mer.

A moins d'être averti du danger, ou de se savoir à l'abri du mal de mer, il est très rare, que le dernier point blanc du dernier mouchoir devenu invisible, le passager se retire dans sa cabine.

Il reste presque toujours sur le pont à contempler le panorama de la ville qui s'éloigne et décroît lentement.

Puis il suit des yeux le va-et-vient toujours renouvelé des vagues.

Mais comme les mouvements des voyageurs épousent forcément ceux du bateau, il se trouve que leur regard vacille à chaque oscillation.

La direction de la vue se trouve donc constamment orientée d'une façon différente.

Sans s'en rendre compte, le passager fait mouvoir ses yeux, de façon à adapter sa vue à la mobilité des objets qu'elle rencontre.

A moins d'appartenir à cette race privilégiée des ignorants du mal de mer, il ne tardera pas à ressentir les effets de cette contemplation.

La fatigue visuelle se répercutera sur le cerveau et produira une sorte de vertige, d'abord peu accentué et qui cède souvent si l'on clôt les yeux.

Mais si l'on insiste, la douleur frontale fera son apparition.

Les malades la désignent souvent sous le nom de :
« La Vrille ». Elle taraude le front d'une façon insupportable et c'est toujours l'annonciatrice du terrible vertige, que nous avons décrit dans la première partie de cet ouvrage.

La précaution utile.

Si l'on est sujet au mal de mer, ou, si n'ayant pas encore navigué l'on n'est pas sûr de son estomac, le mieux est, ainsi que nous l'avons dit plus haut, de ne pas prolonger les adieux, de prendre congé de ceux qui accompagnent sur le quai d'embarquement et, une fois monté sur le bateau, de se rendre directement à sa cabine.

Là on s'occupera de son installation, pendant que le navire est encore en état de stabilité.

On pourra ainsi s'organiser, s'entourer de ses aises et prévoir les dispositions qui, en cas de malaise, s'imposeraient d'abord.

Pour le navigateur novice ainsi que pour celui qui se sait sujet au mal de mer, il sera bon de s'étendre.

Celui qui ignore encore comment il se comportera peut s'étendre tout habillé, à condition qu'aucun de ses vêtements ne le gêne.

Le malade habituel fera bien de se glisser entre ses draps, en se débarrassant de ses vêtements.

Il ne doit point ignorer que, dès que le bateau se trouvera en marche, il serait imprudent à lui de faire le moindre mouvement.

L'immobilité est la seule condition de sa bonne santé.

Ils devront, l'un comme l'autre, dès le premier mouvement de la mise en marche, s'appliquer à *tenir les yeux fermés.*

S'ils craignent de céder à la tentation de les ouvrir, ils les recouvriront d'un tissu.

Le mouvement d'oscillation des objets est une cause de vertige.

La position couchée.

La position couchée a cet avantage de combattre, tout au moins partiellement, les fluctuations de la circulation.

Elle favorise le repos des gaz et des liquides de l'intestin, en restreignant l'espace dans lequel ces fluidités se meuvent.

Elle préserve le cerveau des atteintes qu'il reçoit toujours des troubles de la vision.

Or, ces troubles ne peuvent manquer de se produire, puisque tous les objets environnants bougent, et, non pas toujours dans le même sens que les individus, car les choses plus légères sont soumises à des oscillations plus répétées que le corps humain, dont le balancement, lorsqu'il est étendu, suit exactement le mouvement plus large, qui est imprimé au paquebot.

En outre, en raison de leur pesanteur ces mêmes objets décrivent des figures différentes et toute cette agitation contribue puissamment à créer le vertige, l'étourdissement, et par suite la nausée.

Cependant si, au bout de deux ou trois heures, aucun symptôme fâcheux ne se produit, il sera bon de se lever et d'aller sur le pont.

Si pourtant, on sentait un malaise au grand air,

il serait sage de réintégrer sa cabine, le plus tôt possible, d'y prendre la position étendue et de rester au calme, les yeux fermés.

Certains médecins recommandent de se coucher le plus possible sur le côté droit, qui est le plus propice au repos du viscère stomacal.

Sur le pont.

A moins d'être très aguerri, il sera prudent de se mettre à l'abri de la brise, presque toujours très forte en mer.

Nous expliquerons tout à l'heure pourquoi il est très essentiel de se garantir du froid.

Il s'agit, non seulement d'éviter une sensation désagréable, mais de prévenir l'affreux mal, qui se développe plus facilement sur un sujet transi par le froid.

Cette précaution doit être surtout prise dès le début du voyage.

Il y en a encore une dont il faut tenir compte.

Les odeurs.

Le mal de mer est souvent provoqué par les odeurs nauséabondes venant de la chambre des machines, des graissages de l'huile chaude, du goudron, etc.....

C'est pourquoi il est bon, si l'on se tient sur le pont, de choisir une place loin de l'endroit où ces odeurs se répandent avec le plus d'intensité.

Si l'on s'en trouve incommodé du côté de l'odorat, il est inutile d'insister, car l'estomac à son tour témoignera de son dégoût.

On recommande encore de ne point combattre ces émanations par des parfums trop violents.

Un peu d'eau de Cologne ou de verveine, mais pas d'essences compliquées, qui augmenteraient les dispositions aux douleurs de tête.

Fumer ?

Il est bien délicat de répondre nettement à cette question.

Certains fumeurs endurcis verront leurs maux se calmer, s'ils se livrent à leur vice favori.

Le tabac leur produit l'effet d'un stupéfiant et ils prétendent moins souffrir s'ils n'en sont pas privés. Cependant ceux qui ne sont que des fumeurs modérés devront s'observer dès les premières bouffées. S'ils ressentent une impression agréable, sans mélange d'aucun malaise, ils pourront continuer, mais si leur bouche devient amère ou pâteuse, s'ils éprouvent un lancinement au front ou un léger étourdissement, ils ne doivent pas hésiter : jeter immédiatement le cigare ou la cigarette commencée et rentrer vivement s'étendre les yeux fermés.

Doit-on manger à bord ?

Oui toujours. C'est-à-dire autant qu'il est possible de le faire.

Il est des moments où la moindre idée de déglutition est insupportable.

Mais si l'on peut y parvenir, on ne doit pas hésiter.

Ou la nourriture sera conservée et alors les forces permettent de supporter les assauts du roulis.

Ou elle est rejetée et, nous avons déjà dit que ce rejet produisait un soulagement immédiat.

Il y a beaucoup de personnes auxquelles l'air de la mer donne un appétit inhabituel.

Ce sont généralement les privilégiés qui ne sont point atteints par le mal.

Cependant il en est qui, tout en payant leur tribut à Neptune n'en conservent pas moins l'appétit. Moins d'une heure après avoir rejeté leur repas, ils sentent le désir d'en refaire un autre.

Ceux-là ne souffrent que passagèrement.

Ils sont indemnes de la fièvre, du vertige, et de tous les maux qui constituent cette maladie bizarre qu'on nomme naupathie, bien qu'ils en ressentent sans douleur l'effet principal.

Dans la partie réservée à la crise, nous parlerons de l'alimentation des vrais malades.

Que faut-il boire ?

De préférence des boissons fraîches.

Ne point abuser des breuvages trop gazeux.

Rechercher les boissons acidulées.

Etre très circonspect sous le rapport des alcools.

Une chose essentielle : A moins d'être très aguerri, ne jamais boire sans manger, si peu de chose que ce soit : une bouchée de pain, une gaufrette, une figue sèche, enfin un aliment solide, sous la forme aussi restreinte qu'on le désirera.

La meilleure boisson à bord est le thé.

C'est un excellent réconfortant.

Cependant il est bon de ne pas le prendre trop fort.

Le champagne est également recommandé.

Bien entendu, il s'agit de mettre de la discrétion et de ne point en absorber des quantités, capables de mettre à mal un estomac solide, même en terre ferme.

Nous aurons aussi à parler de la boisson des malades. Mais dans cette partie nous ne nous occupons que des gens bien portants ou des malades préventifs.

A quels jeux peut-on se livrer ?

Sous la rubrique « jeux » il faut entendre aussi les distractions pouvant servir de passe-temps.

Quant aux jeux, proprement dits, ils se divisent en deux catégories :

Les jeux actifs;

Les jeux tranquilles.

Les jeux actifs se trouvent forcément bornés par l'espace délimité aux joueurs.

Cependant, sur les grands paquebots on organise des parties de crocket, qui sont très suivies, d'abord par les voyageurs que le mal de mer épargne habituellement puis par ceux qui se sont accoutumés aux oscillations du navire, et qui, après avoir payé leur rançon au mauvais génie que l'on nomme naupathie, se retrouvent bien portants et vivifiés pas l'air salin.

On joue aussi au tambourin, à la raquette, au diabolo.

Ces derniers jeux finissent quelquefois mal pour les imprudents qui s'y sont livrés, sans être parfaitement sûrs de la stabilité de leur estomac, car le fait de fixer la balle ou le diabolo, en faisant des efforts constants pour mettre d'accord la direction de son regard avec les mouvements qu'imprime le bateau, mouvements très souvent contradictoires, donne facilement le vertige, avant-coureur du mal si pénible.

Les jeux tranquilles sont les dominos, les dames, le trictrac, les cartes, les échecs, etc...

On doit faire pour les échecs, les dames et le trictrac les mêmes réserves que pour les objets qu'il faut fixer.

Les cases blanches et noires de l'échiquier ou du damier, les compartiments du trictrac sont autant de points qui deviennent mouvants et causent souvent des troubles d'innervation au cerveau.

Les cartes se détachent mieux, se confondent moins aisément. De plus, les combinaisons des jeux de cartes demandent des calculs moins absorbants que les échecs ou les jeux similaires.

Ils peuvent donc devenir un repos en même temps qu'un plaisir sans danger.

Les distractions.

Elles sont surtout des trois ordres suivants :
La lecture ;
La musique ;
La danse.
La lecture est parfois périlleuse pour le maintien de la stabilité de l'estomac.

On doit faire pour elle les mêmes observations que nous avons faites, au point de vue des troubles de la vision.

Une lecture trop prolongée provoque parfois le mal de tête chez les personnes bien portantes.

En mer elle est souvent cause déterminante d'une crise que l'on aurait pu éviter.

La musique n'a point cet inconvénient pour ceux qui l'écoutent, mais elle peut aussi produire une crise si celui qui s'y adonne lit sa musique au lieu de jouer par cœur ou d'inspiration.

Mais pour ces derniers et pour les auditeurs elle ne peut avoir que des effets calmants ; aussi est-elle à bord un puissant moyen d'embellir les heures.

Quant à la danse, dans les traversées prolongées, elle est la distraction de tous les soirs, voire même des après-midi.

On ne saurait trop recommander aux passagers, non encore aguerris, d'éviter, dans le commencement, les danses dites « tournantes ».

Sous ce rapport les danses nouvelles, celles qui consistent surtout dans un mouvement en avant et arrière sont à préconiser.

On connaît la sensation d'éblouissement que donne l'action de tourner sur soi-même. Il n'est donc pas difficile d'admettre que si déjà cette impression se manifeste en terre ferme, elle doit s'intensifier sur le plancher mouvant du paquebot.

La promenade à bord.

Si l'on ne se sent pas trop atteint ou si l'on reste indemne du mal de mer, il est très recommandé de se promener après les repas.

Cet exercice, outre ses avantages ordinaires, a celui

de maintenir une température désirable chez les passagers.

Nous verrons tout à l'heure quel rôle joue la chaleur dans la préservation ou le soulagement.

Il est donc nécessaire de prévenir un abaissement
de température du corps.

Beaucoup de personnes observent mal cette précaution. Elles s'allongent paresseusement et se laissent
pénétrer par le lent enveloppement de la brise presque
toujours très aigre, sinon dans les mers tropicales.

Là, au contraire, il sera bon de ne se promener que
de très grand matin ou à la nuit tombée, pour éviter
des insolations ou des incommodités qui ne manque-
raient pas d'amener la crise redoutée.

Une observation très importante :

Il est bon de ne pas regarder trop à ses pieds : les
oscillations du sol pourraient être une cause de
trouble.

On ne doit pas non plus, — à moins d'être tout à
fait sûr de soi — s'attarder à contempler le mouton-
nement des vagues.

Cette instabilité se produisant quelquefois en désac-
cord avec l'équilibre, risque d'amener une perturbation fâcheuse dans la vision, et, partant de là, une
répercussion inévitable sur les muscles stomacaux.

On se tiendra un peu penché en avant, les pieds
bien en dehors, et, en marchant, on laissera son regard
atteindre la ligne de l'horizon.

C'est le meilleur moyen d'éviter cet ennemi du passager : le vertige.

La direction du vent.

On donne quelquefois, au sujet de l'attitude à prendre suivant la marche du vent, des conseils qu'il est bien difficile de suivre.

En effet l'espace dans lequel on se promène étant forcément restreint, on ne peut marcher dans une direction unique et l'on est forcé de revenir sur ses pas.

On a donc le vent, tantôt en avant, tantôt en arrière.

Cependant, on doit tenir compte de ce que nous avons dit au sujet des odeurs particulières aux paquebots. Il est prudent de ne point se tenir sous le vent qui les porte.

Si l'on ne peut point éviter ce passage, ne pas s'y attarder et obliquer très vite du côté de l'air plus pur.

Le five o'clock.

On peut encore faire entrer ce moment de la journée dans la catégorie des distractions.

Ceux que le mal de mer épargne jouissent d'un appétit meilleur que d'habitude.

Aussi voient-ils venir avec plaisir le moment de s'asseoir devant une tasse de thé fumant et de déguster les tartines et les pâtisseries qui l'accompagnent.

Ce plaisir, un peu matériel, se double de celui qu'il prend dans la société de ceux qui, comme lui, sont assez privilégiés pour jouir sans trouble de cette heure aimable.

Très souvent, lorsque le temps clément permet à de nombreux passagers de se trouver rassemblés, on organise un concert ou une sauterie.

Parfois aussi les conversations, entre voyageurs, sont assez intéressantes pour retenir autour d'eux les buveurs de thé, qui prennent plaisir à leur entendre conter leurs aventures.

Quoi qu'il en soit, pour les gens indemnes du douloureux mal, l'heure du thé est une halte charmante.

Si le temps est favorable, on prend parfois le breuvage parfumé, étendu dehors, dans un rocking orné de moelleux coussins et c'est une façon délicieuse de laisser s'égréner les heures.

QUATRIÈME PARTIE

AU SEUIL DE LA CRISE

Les dispositions à prendre.

Mais hélas ! la clémence des vents ne dure pas toujours et les molles oscillations, qui semblent d'imperceptibles bercements, se changent souvent en balancements exagérés et en sursauts agressifs.

On n'est pas encore malade, mais on ne se sent plus aussi dispos.

On n'est plus sûr de soi.

L'inquiétude succède à la certitude de santé.

Le bien-être fait place à une angoisse, mal définie d'abord, qui, cependant, va bientôt s'accentuant de la plus désobligeante façon.

Il est alors imprudent, — et presque toujours inutile — de se débattre.

Le mieux est de songer que le moment des précautions a sonné.

On descendra donc dans sa cabine et l'on s'étendra.

Le rôle de la chaleur.

Nous avons déjà dit combien il était essentiel de ne point se laisser saisir par le froid.

Au seuil de la crise, on doit surtout redouter l'abaissement de la température du corps.

On devra donc, au moindre soupçon de malaise, se garantir des atteintes du froid.

En règle générale, c'est une précaution qu'il est bon de toujours prendre, car le froid peut provoquer un malaise, qui deviendra générateur du mal. Mais dans le cas où l'on redoute l'apparition des fâcheux symptômes, la question de l'entretien de la chaleur devient primordiale.

La raison de cette recherche gît dans le danger que présente une dépression de la température corporelle, car, dans ce cas, l'organisme doit fournir une large dose de force nerveuse pour la combattre.

Cette expansion inusitée peut devenir un motif de prédisposition au mal de mer.

Presque tous les voyageurs qui ont transporté des animaux ont remarqué que ceux qui étaient maintenus enfermés, c'est-à-dire exposés à une température plus chaude étaient moins malades que ceux qui étaient sur le pont.

Du reste, un des symptômes du mal de mer est un refroidissement des extrémités, qui, dans certains cas, peut devenir presque douloureux et toujours très inquiétant.

Le rôle de la lumière.

La grande lumière est aussi mauvaise pour ceux que nous pourrions appeler les « candidats au mal de mer. »

Elle éblouit et peut aider à la naissance du vertige.

En principe, on doit penser qu'une trop grande clarté est toujours fatigante pour ceux qui redoutent un sérieux malaise.

La mi-obscurité est recommandée en pareil cas.

Il est même des voyageurs qui, au bord de la crise, prétendent l'avoir évitée en tenant leurs yeux bandés.

On peut essayer de ce moyen, mais nous n'osons pas trop le préconiser, car chez les sujets nerveux il amènerait une gêne qui déterminerait peut-être l'impatience et c'est cela surtout qu'il faut éviter.

Puis l'aveuglement complet fait l'isolement trop absolu et le malade n'étant distrait par aucun objet extérieur, s'absorbe trop dans l'idée de la souffrance proche.

On tirera simplement les rideaux. Si cela ne suffit pas on accrochera une étoffe devant le hublot et le patient se chargera lui-même de produire l'obscurité accidentelle qu'il recherche en fermant les yeux.

L'immobilité.

C'est le point essentiel de la préservation possible. Si elle pouvait être maintenue, les crises aiguës se raréfieraient.

Le malade préventif doit donc tâcher de supprimer tout mouvement.

Il s'étendra, de préférence sur le côté droit, pour ne pas gêner les mouvements du cœur et observera la tranquillité la plus absolue.

Le silence.

Il est aussi très dangereux de parler.

D'abord parce que les paroles sont la traduction de pensées et qu'il est préférable de ne point fatiguer le cerveau.

Puis il est difficile, en parlant, d'observer une immobilité entière.

Enfin, parce que le bruit des paroles cause au cerveau un ébranlement qui ne se fait point sentir dans les périodes de santé, mais devient très perceptible dans les moments de malaise.

Puis, dans cet état, on éprouve toujours une certaine contraction de la gorge que l'action de parler augmente.

C'est pourquoi, à part les soins d'un être dévoué ou ceux, plus compétents des serviteurs du bord, il est préférable de n'accepter aucune offre de service.

Le silence doit être observé non seulement par le malade, mais par ceux qui l'approchent.

Alimentation des malades préventifs.

Si quelques heures s'écoulent sans que le malaise prenne une forme trop « officielle » et si le sujet éprouve un peu d'appétit, il est recommandé de le laisser manger.

Il ne s'agira, bien entendu, que d'une alimentation légère : blanc de poulet ou un peu de poisson avec un peu de fruits cuits et très peu de pain.

S'il garde ce repas, il n'y aura aucun inconvénient à lui en laisser faire un autre quelques heures plus tard.

S'il conserve ce deuxième, il y a beaucoup de chances pour que les malaises s'atténuent et que la crise ne se produise pas.

S'il rejette le premier sans ressentir de grandes douleurs, on pourra de nouveau le sustenter une heure après.

L'estomac d'un malade préventif ne doit jamais être complètement vide.

Il y a cependant des cas, où, sans éprouver de vomissements, il ressent un écœurement tel que toute idée de nourriture lui est insupportable.

Mais, en revanche, il est dévoré d'une soif ardente. Que doit-on faire pour l'apaiser ?

Le moyen qui est le plus efficace et le moins dangereux eu égard à l'apparition de la crise est de prendre un mélange de thé assez fort et de champagne.

Quelques personnes, de celles qui n'aiment pas le champagne préfèrent le thé pur.

Dans ce cas on le prendra plus léger que s'il était mélangé, car il faut avant tout éviter l'excitation nerveuse.

Ceux qui préfèrent le champagne feront bien, pour les mêmes raisons, de l'étendre avec un peu de soda.

Cependant il est bon d'observer que les boissons gazeuses sont parfois des agents très actifs de la fâcheuse crise.

On en usera donc avec une grande modération.

Dans quelle position doit-on
boire ou manger ?

Il est évident que le *demi*-malade, s'il s'alimente ou se désaltère, devra quitter, pour un moment au moins, la position couchée.

Cependant il évitera de s'asseoir complètement.

Il se calera avec des oreillers, de façon à se redresser un peu, sans pourtant avoir le buste entièrement droit.

Nous parlons ici de ceux qui sont assistés, soit par le personnel du bord ou par un ami.

Ceux qui se trouveraient livrés à eux-mêmes ne pourraient certainement pas en user de même.

Mais il est très rare qu'en cas de malaise, un passager ne trouve point autour de lui des serviteurs ou des amis compatissants.

Il se tiendra donc mi-couché pendant son repas, qui, forcément, devra être assez bref.

S'il ne mange pas d'une façon sérieuse, s'il se contente de quelques bouchées, il sera préférable de ne point quitter la position horizontale.

Pour boire, en dehors du repas, le meilleur système est celui du chalumeau.

On place près du malade une petite bouteille dans laquelle plonge la paille.

Il pourra ainsi de temps en temps, avaler une gorgée sans faire un autre mouvement que celui de tourner un peu la tête.

(Nous disons une bouteille et non un verre, car le roulis risque moins de renverser le liquide.)

Un remède à la portée de tous.

Certains *demi*-malades se trouvent bien de la pratique des exercices respiratoires.

Le meilleur de tous est celui que l'on désigne sous le nom de *respiration rythmique*.

Il est même bon de le pratiquer en état de santé parfaite, mais dans les cas de malaises, il apporte parfois un soulagement indiscutable.

Il consiste en ceci :

Fermer la bouche ;

Aspirer lentement par les narines, pendant trois ou quatre secondes ;

Retenir le souffle pendant un temps égal ;

L'exhaler en ouvrant la bouche, de façon à ce que le même temps s'écoule pendant l'exhalaison ;

Se reposer pendant quelques minutes ;

Recommencer l'exercice.

Cet exercice, outre l'avantage qu'il peut présenter pour le bien-être du système pulmonaire, a encore celui de détourner le patient de l'idée fixe qui le tenaille.

Sans cesser de s'occuper de sa santé, il détourne son idée de la nausée menaçante et on a constaté que, dans le cas qui nous préoccupe, l'imagination joue un très grand rôle.

Du reste, nous aurons l'occasion d'en parler dans la dernière partie de cet ouvrage.

Les compresses ?

Beaucoup de gens les recommandent.

Bien des médecins les condamnent dans les cas de malaises préventifs.

Voici les raisons qu'ils donnent de ce peu d'enthousiasme :

On sait que la chaleur est un des préservatifs connus, or tout ce qui peut la détruire doit être employé avec une grande ciconspection.

Or les compresses ne sont guère usitées qu'en cas de douleurs céphaliques.

Elles doivent être froides et peuvent présenter le danger de diminuer la température du *demi*-malade.

Qu'on n'oublie pas que nous ne parlons ici que de ceux qui ne sont point sérieusement atteints.

Nous décrivons les soins à donner aux *demi*-malades, à ceux qui sont « au seuil de la crise » et non à ceux qui ont pénétré dans cet endroit de douleurs qui porte inscrit sur son frontispice : naupathie.

C'est de ceux-là que nous allons maintenant parler.

CINQUIÈME PARTIE

EN PLEINE CRISE

Celui qui subit la crise a passé par toutes les phases que nous avons déjà décrites.

Il a eu des vertiges, des malaises, des dégoûts, des crampes d'estomac, des pâleurs, au cours desquelles son sang semblait se retirer de lui et enfin des vomissements, plus ou moins répétés.

Chez certains individus, ces vomissements ne sont guère douloureux et ils éprouvent à la suite un soulagement qui les invite à un sommeil réparateur.

Ce sommeil se trouve parfois interrompu par le retour agressif des naussés, mais ils n'en éprouvent qu'une souffrance passagère.

De ceux-là nous ne parlerons pas, nous contentant de renvoyer pour la médication à suivre à nos conseils précédents.

Il leur suffira de s'alimenter un peu, de façon à ce que les spasmes ne les trouvent pas l'estomac vide.

Ceux dont nous nous occuperons ici sont ceux que l'on pourrait appeler les *grands malades*, ceux dont la crise doit être sinon conjurée, tout au moins adoucie, pour ne point devenir dangereuse.

Ce genre de mal réunit généralement les deux formes de la naupathie : le vertige et la forme gastrique.

Chez les cardiaques, il s'intensifie souvent.

Les premiers soins.

Dès que la crise est déclarée, si le malade n'est pas couché, il faut le faire étendre sans retard dans son lit.

On aura soin de le bien caler pour qu'il épouse autant que possible les oscillations du bateau.

A moins de cas extraordinaire, cette crise aiguë se produisant toujours par un gros temps, on installera tout de suite à sa couchette la planché à roulis, de façon à ce qu'un coup de mer ne risque pas de le précipiter en bas et surtout pour qu'il ait une impression de sécurité matérielle.

On tâtera ses extrémités qui doivent être chaudes.

S'il en était autrement on ferait le nécessaire pour amener chez lui la température normale.

Le meilleur moyen est de placer des bouillottes près de lui.

Cependant on surveillera la température, car il faut toujours redouter une poussée de fièvre.

Les frictions.

Il est des cas où les frictions procurent un peu de soulagement.

Mais on doit les faire avec une grande légèreté.

Il faudra d'abord appuyer sa paume, imbibée d'huile chaude sur l'épigastre, en ayant soin que cet attouchement soit plutôt un effleurement.

Puis très lentement on frictionnera *en rond.*

Si le malade n'en est point incommodé on pourra continuer. Mais il arrive souvent que le moindre contact — surtout s'il est mouvant — détermine une recrudescence du mal.

Dans ce cas on pourrait avoir recours à des applications de linges imbibés d'huile chaude.

Mais le renouvellement fatiguerait aussi le patient et c'est surtout la fatigue et l'énervement qu'il faut éviter.

Les compresses.

Dans la crise aiguë on évitera, quand même le malade se plaindrait de grosses douleurs de tête, de lui appliquer des compresses d'eau froide.

En cet état, la chaleur seule doit être recherchée.

Si la dépression se faisait par trop sentir, des compresses d'eau très chaude mélangée de vinaigre pourraient être appliquées aux jambes.

Mais on aura bien soin de les presser, de façon à ce qu'aucune humidité ne transperce le linge dont on les entourera.

Une compresse pareille, maintenue sous les narines procure aussi un soulagement.

Cependant on doit en user avec un malade en proie à une crise aiguë, comme avec un objet très fragile, qu'il importe de toucher le moins possible.

L'alimentation.

Bien entendu, il ne peut être question de manger dans ces moments où l'estomac se contracte en douloureux efforts.

Mais justement, pour enrayer la violence de ces spasmes, il est nécessaire de ne point le laisser vide.

On aura donc soin de donner toutes les dix minutes une cuillerée à bouche de thé assez fort mélangé avec du champagne par parties égales.

Ce breuvage devra, autant que possible, être glacé surtout si dans les vomissements quelques traces sanglantes apparaissent.

Dans ce dernier cas, il serait même bon de faire sucer au malade de très petits morceaux de glace, pour prévenir une hémorragie.

Les remèdes.

Nous ne voulons pas ici empiéter sur le domaine des médecins ; nous nous contenterons de signaler quelques remèdes inoffensifs, dont l'effet est quelquefois très heureux.

Une cuillerée à café d'alcool de menthe dans un verre d'eau où l'on aura dissous une cuillerée à café de bicarbonate de soude compose une potion dont les malades éprouvent parfois beaucoup de bons effets.

On la leur présente par cuillerées à café entre les autres cuillerées de thé mélangé de champagne destinées à les alimenter.

S'ils parviennent à en conserver une, ne serait-ce que pendant quelques minutes, l'effet calmant se fera sentir.

La même dose d'eau de Mélisse dans la cuillerée de thé réconforte parfois un peu.

Heureusement les crises graves sont rares et elles coïncident toujours avec une recrudescence de mauvais temps ou de tempête.

Si, au contraire, le vent diminue, le balancement du bateau devenant moins profond, les fluctuations des parois de l'estomac deviendront moins accentuées et les nausées perdront leur acuité.

Si cependant la crise persistait malgré l'accalmie ou si elle prenait un caractère trop intensif, il serait prudent de s'en rapporter exactement aux conseils d'un homme de science, c'est-à-dire à ceux du médecin du bord.

On doit pourtant avertir les passagers, avant qu'ils affrontent les inconvénients de la traversée, qu'ils n'ont pas de meilleur médecin qu'eux-mêmes, la plupart du temps.

A de rares exceptions près, si le temps ne se montre pas exceptionnellement défavorable et s'il ne survient point de tempête, le voyageur prudent peut se garantir du mal de mer, dans toute son intensité.

Il ne se dérobera peut-être pas aux malaises inhérents à ce mode de transport, mais il évitera la crise aiguë.

L'important c'est qu'il l'empêche de se produire dès les premières heures.

S'il se pénètre bien de nos conseils, s'il ne risque pas le vertige dès la mise en marche ; s'il garde la position étendue jusqu'au moment où il pense être sûr de lui ; si, dès l'apparition du premier malaise, il se résoud à l'immobilité dans l'obscurité ; s'il se garde du froid ; s'il allie la sobriété au soin d'une sage alimentation, il a de grandes chances d'échapper, sinon au mal de mer lui-même, du moins à ses douloureuses phases.

Enfin si, grâce à toutes ces précautions, il est resté indemne le premier jour, l'habitude lui rendra moins sensibles les agressions de la vague et l'immunisera peut-être contre cette maladie qu'on ne plaint guère, et qui, cependant, fait bien souffrir.

SIXIÈME PARTIE

LE MAL DE MER ET LA SUGGESTION

Le rôle de l'imagination.

Depuis de longues annnées (plus de vingt-cinq ans) des tentatives ont été faites par des savants s'occupant des nervosités spéciales, pour enrayer les effets du mal de mer sur les sujets qu'ils pensaient être sensibles aux influences psychiques.

Des communications importantes ont été faites aux séances de la société d'hypnologie, constatant les heureux résultats d'un traitement entièrement psychique.

Le Dr Gorodichzki a démontré par des cas probants, qu'il était possible de guérir, préventivement ou effectivement, des malades affectés habituellement de ce mal.

On a présenté des sujets sur lesquels les remèdes les plus ordinairement efficaces étaient restés impuissants et qui, par la vertu du traitement psychique se trouvèrent rapidement guéris.

On a cité le cas suivant : Dans un voyage très pénible, sur une mer démontée, un seul passager fut indemne : c'était justement celui qui avait été l'objet de suggestion préventive.

En 1883, à l'Académie des Sciences de New-York, le professeur Thwing avait rapporté ce cas absolument authentique :

Il avait pu, grâce à la suggestion exercée pendant le sommeil qu'il avait provoqué, rendre neuf personnes complètement réfractaires au mal de mer.

Son intervention avait donc été seulement préventive, mais encore éminemment curative.

Il présenta encore le cas d'un passager, qui depuis deux jours, en proie à de douloureuses contractions d'estomac, ne pouvait garder aucune nourriture.

Il put, par la suggestion, le guérir instantanément,

Aussitôt après qu'il l'eut traité, ce malade put, à son grand étonnement, absorber une heure après, un dîner que son estomac conserva.

Pendant tout le reste de la traversée il resta indifférent aux atteintes du mal qui l'avait tant fait souffrir.

Quelques observations.

Tous ceux qui se sont trouvés en mer lors d'une catastrophe ont fait la même remarque :

Il n'est point de malades, si affectés soient-ils, qui ne retrouvent subitement la santé dans les circonstances tragiques.

On a observé que lors d'une menace sérieuse d'incendie, des personnes qui gisaient inertes sur leur couchette, demandant qu'on les jetât à la mer pour abréger leurs souffrances, se sont relevées d'un bond et précipitées sur leurs habits lorsqu'elles se sont rendu compte de l'imminence du danger.

Ces mêmes dolents, qui semblaient moribonds, ont

vu immédiatement les nausées, les vertiges et toutes les incommodités dont ils souffraient si violemment, disparaître comme par enchantement.

Ils prêtèrent leur concours pour aider à l'extinction de l'incendie, et, pendant toute la période dangereuse, se trouvèrent aussi bien portants que n'importe quel matelot endurci.

Mais où l'observation devient plus intéressante, c'est que, tout péril définitivement écarté, ils ne restèrent pas tous dans le même état.

Si quelques-uns se regardèrent comme délivrés du mal, d'autres se recouchèrent en proie aux nausées et aux spasmes qui les avaient quittés lors de l'alerte.

On cite encore l'exemple d'un matelot novice, qui dès les premières heures de la traversée, se trouva en proie à un violent mal de mer.

Il se traînait péniblement, sous les regards moqueurs de ses camarades, lorsque la mer, déjà très mauvaise, devint furieuse. Une tempête se déchaîna et comme le bateau était un voilier, les toiles claquant au vent ne furent bientôt que des loques, incapables de rendre leur service habituel.

On considérait le naufrage comme imminent et tous les hommes s'activaient.

L'approche du terrible danger impressionna tellement le matelot que ses vomissements cessèrent et qu'il put venir en aide à ses camarades.

Tous ceux qui ont vécu les phases terribles d'un naufrage, déclarent sans exception, qu'en cas de péril grave, qu'il s'agisse d'échouement, de voie d'eau ou d'incendie, toutes les personnes atteintes du mal de mer setrouvent guéries d'un seul coup et participent aux opérations de sauvetage.

Les philanthropes s'occupent de la délivrance générale et y mettent toute leur âme.

Les égoïstes pensent surtout à leur propre salut et
ils n'y apportent pas moins de sollicitude.

Mais chez tous, le mal de mer disparaît, chassé
par l'angoisse.

Les causes de cet état.

« La volonté d'acquérir ou de conquérir la santé, dit
Yoritama-Tachi, [1] concourt pour une large part à son
maintien dans notre organisme. »

Et il ajoute un peu plus loin :

« Grâce à l'énergie du médecin, qui saura bientôt
faire passer en l'âme de son malade les germes de
cette vertu, ce dernier que les préceptes virils galva-
niseront, en viendra à surmonter les maux que son
absolu *vouloir* réduira à leur véritable proportion, car
l'énergie aime à remporter la triple victoire sur la
misère qu'elle secoure, la maladie qu'elle soulage et
la mort qu'elle ajourne. »

Ce sont les conseils millénaires du vieux japonais
que les médecins psychistes mettent en pratique lorsqu'ils soignent *préventivement* le mal de mer.

Ils ont à faire, en général, à des futurs malades,
c'est-à-dire à des gens persuadés qu'ils vont le
devenir.

En effet, la plupart de ceux qui s'embarquent pour
la première fois se disent qu'il n'y a pas beaucoup de
raisons pour qu'ils échappent à la règle générale.

---

1. *L'Energie en douze leçons.* Editions Nilsson.

Par les récits des voyageurs, ils savent que peu de personnes ignorent complètement le malaise en mer.

Au lieu de chercher à se suggestionner, en espérant qu'ils seront dans le nombre des privilégiés, ils se destinent d'avance à subir le sort de la plupart.

Ils ne réagissent pas.

Ils ne prennent aucune précaution.

Ils se laissent envahir par les premières atteintes, comme par celles d'une chose inéluctable et, en agissant ainsi, — ou plutôt en restant dans cette inaction morale — ils se font les complices du mal qui les guette.

Ils s'offrent, pour ainsi dire, comme des victimes obéissantes.

D'autres emploient des moyens différents pour arriver au même résultat.

Ils se résignent mal, mais n'en réagissent pas mieux.

Ils sont aussi persuadés de leur prédisposition mauvaise.

Ils attendent avec angoisse les premiers symptômes, tout prêts à les découvrir, quand même ils n'existeraient pas, ou seraient à peine perceptibles.

Il se trouve que l'idée du mal devient une obsession et ils passent bientôt à l'état de malades imaginaires.

Or on connaît le résultat de l'imagination dans les cas de maladie.

La souffrance prévue, si elle ne se produit pas réellement d'abord, finit toujours par faire son apparition.

Il y a un proverbe qui dit : « Maux pensés, maux appelés. »

Il est donc certain que l'imagination, qui joue un rôle si prépondérant dans toute maladie, même dans

les maladies organiques, ne peut manquer d'influen-
cer les gens disposés à subir ce mal nerveux qu'est
la naupathie.

La contagion mentale.

On ne saurait nier l'influence de la contagion mentale. C'est une sorte d'influence qui, en très peu de
temps devient physique.

On l'a expérimentée à propos du bâillement.

Il n'est personne qui résiste au besoin de bâiller en
voyant quelqu'un le faire.

Quel que soit le désir que l'on ait de ne point
l'imiter ; si grand que puisse être le sentiment de cor-
rection, qui pousse à ne point se laisser entraîner ; si
fâcheuse que puisse être l'impression que l'on redoute
de produire, on bâille quand même et il n'est point
de force assez puissante pour maintenir serrées les
mâchoires que le bâillement écarte.

Il en est de même du rire.

Que de personnes ont souffert en riant nerveuse-
ment d'un rire qu'elles ne pouvaient maîtriser !

Elles en ignorent même parfois le motif.

Mais il suffit qu'elles entendent et qu'elles *voient*
rire, d'un rire inextinguible, pour qu'aussitôt fuse leur
propre rire.

Et la caractéristique de ces contagions, est que la
révolte contre soi-même ne fait qu'exaspérer la crise.

Il en est ainsi des larmes.

Des gens sensibles aux influences nerveuses, se sont
fait une réputation de bonté pitoyable en mêlant leurs
larmes à celles des affligés, dont, la plupart du temps,
la souffrance les laissait parfaitement indifférents.

C'est cette même contagion mentale qui doit, autant que possible être épargnée à ceux qui peuvent être atteints par le mal de mer.

Il y a d'abord cette conviction dont nous avons parlé et qui pourrait se résumer ainsi :

« Presque tout le monde paie son tribut à la mer, je paierai le mien comme les autres. »

De ce fait la résistance se voit infiniment atténuée, et les premiers symptômes rencontrent un résigné, à peine décidé à prendre les dispositions indiquées comme préservatifs.

Mais si, dans cet état d'esprit, il se trouve en contact, même visuel, avec une personne prise de vomissements, il ne résiste plus et l'imite à l'instant.

Il est des candidats au mal de mer qui n'en ayant pas encore senti les atteintes, l'éprouvent immédiatement, rien qu'en entendant les bruits spéciaux qui accompagnent l'issue des crises.

Pour d'autres, plus nerveux encore, il suffit, pour qu'ils se sentent indisposés, qu'ils voient un passager pencher la tête hors du bastingage.

Il en est enfin qui, rien qu'en voyant un voyageur se lever de table et se diriger très pâle vers sa cabine, se trouvent indisposés sérieusement.

Cette loi des influences est maintenant très connue et cette connaissance a inspiré à des médecins, experts dans les questions psychiques, l'idée d'en tirer un soulagement envers ces malades, dont la souffrance est très réelle, quoiqu'elle soit essentiellement éphémère et circonstancielle.

Et ce but est d'autant plus louable qu'il vise plus loin et plus haut.

Un bienfait.

Pour beaucoup de gens, en effet, le voyage en mer, s'il n'est point gâté par la souffrance ou par l'appréhension, est un repos d'une infinie douceur.

Pour les hommes d'affaires, dont la vie est semée d'obligations multiples, c'est une halte forcée dans la course à la fortune.

C'est un coin d'oasis dans la traversée si aride pour bien des arrivistes.

Ce repos forcé, cette trêve à l'existence affairée, ces heures passées dans la contemplation sont d'autant plus précieuses qu'elles ne sont point achetées par une transaction avec la paresse.

On n'est pas taraudé par le lancinant souci des devoirs que des instants d'oisiveté laissent en souffrance.

On se laisse aller avec délices au farniente qui est cependant une forme d'activité, puisque le voyage a un but utilitaire.

Il y a aussi une catégorie de voyageurs pour lesquels la suppression du mal de mer est un bienfait véritable.

Ce sont les jeunes époux qui, embarqués avec du soleil plein l'âme, ne risquent pas de voir les illusions mutuelles disparaître sous les laideurs d'un mal aussi dépoétisant.

Pour toutes ces raisons, on ne saurait assez remercier les savants qui tentent de le supprimer.

On ne saurait non plus assez exhorter les voyageurs à les seconder, car sans leur bonne volonté, les traitements quels qu'ils soient risquent fort de rester inefficaces.

Le traitement psychique.

Sans entrer dans des détails techniques, qui n'ont point leur place dans cet ouvrage, nous dirons simplement que la base principale de cette cure est la suggestion par la volonté.

La volonté n'est point étrangère à l'apparition ou à l'atténuation des maladies.

Ceci est mieux qu'un principe, c'est une vérité.

Or il est peu de gens qui possèdent par eux-mêmes une dose de volonté assez forte pour l'exercer sur leur propre esprit.

C'est donc par l'entremise d'une volonté étrangère qu'ils affermiront en eux le vouloir nécessaire au maintien de la santé.

Cette influence est trop connue pour que nous insistions encore.

Résumons-nous :

Le passager n'a point de préservatif plus précieux qu'un énergique désir de santé.

Qu'il le tienne de lui-même ou d'une influence étrangère, c'est le palliatif le plus certain.

C'est grâce à ce désir qu'il s'entourera de toutes les précautions que nous avons signalées au cours de cet ouvrage.

C'est aussi par la vertu de ce désir qu'il emploiera tous les moyens nécessaires pour éviter la crise.

C'est toujours ce désir très fermement maintenu qui l'aidera à la traverser et à en sortir le sourire aux lèvres.

C'est encore le meilleur moyen d'en éviter le retour.

SEPTIÈME PARTIE

LE MAL D'EAU DOUCE

Il est aussi connu sous le nom de « mal des fleuves » ou de « mal des lacs », car, pour ceux qui y sont sujets, il sévit aussi bien sur les lacs tranquilles que sur les fleuves légèrement tumultueux.

Nous ne parlons pas de grandes étendues d'eau douce qu'une tempête vient troubler.

Il est des lacs, dont les flots par certains jours d'orage, s'élèvent en lames courtes, profondes et nombreuses, rappelant l'agitation de la mer.

Aussi beaucoup de personnes, qui restent indemnes pendant une promenade, effectuée par un beau temps, sur l'eau paisible des fleuves et des lacs, ressentent, pendant ces perturbations atmosphériques, les mêmes symptômes que ceux dont elles souffrent en mer.

Mais il est des nerveux, des gens dont l'estomac est d'une sensibilité exagérée et le cerveau enclin au facile vertige, qui n'ont pas besoin de la tempête, pour ressentir dans une traversée en eau douce, les atteintes du mal de mer.

Plus nombreux qu'on ne le pense, sont ceux qui,

en mettant le pied sur un bateau sont pris du « mal d'eau douce ».

Que ce soit sur un fleuve ou sur une rivière, sur un grand étang ou sur un lac, ils résistent mal à la céphalalgie et à la crise stomacale, dont elle est trop souvent le prodrome.

Observations générales.

Cependant, en observant certaines précautions, ils peuvent atténuer les détestables effets de la crise.

Il est même souvent en leur pouvoir de l'empêcher de se produire.

On doit partir de ce principe :

A de très rares exceptions près, les traversées en eau douce sont toujours très brèves.

Il est rare qu'elles dépassent quelques heures et, la plupart du temps, elles se chiffrent par minutes.

La grande question est donc de différer l'heure de la crise. Toute minute gagnée sur une courte traversée, est une chance de plus.

Bien entendu, nous nous adressons ici à ceux qui sont si fâcheusement prédisposés, qu'il lui suffit de mettre le pied sur un bateau pour sentir leur estomac chaviré.

Pour eux nous prescrirons les précautions suivantes :

Sur les fleuves.

Nous ne parlerons pas de la promenade fluviale le long des rives : elle doit être exclusivement considérée comme un plaisir.

Or, à moins de complications qu'il est difficile de prévoir, elle ne peut être imposée à celui que la locomotion sur l'eau indispose.

Nous nous bornerons à conseiller ceux que leurs occupations ou leurs devoirs divers obligent à employer ce moyen de transport.

Dans ce cas, la traversée des fleuves ne se prolonge guère.

Cependant, pour les prédestinés au malaise de l'eau, elle s'accompagne souvent de symptômes pénibles qui, même s'ils ne se résolvent pas par une crise, influent désagréablement sur le bien-être de la journée.

Il est donc sage d'éviter, autant qu'il se peut, ces inconvénients.

Précautions importantes.

Le plus grand mal vient, presque toujours de la contemplation, qu'elle soit ou non volontaire.

Le déplacement du paysage produit une fatigue du regard, qui ne tarde pas à dégénérer en céphalalgie, légère, d'abord, puis très rapidement importune.

Le vertige survient alors et, avec lui, tout son cortège habituel d'éblouissements, de dépression, de contriction nerveuse, qui précèdent la nausée.

Il est donc prudent, lorsqu'on se sent disposé à ce mal d'éviter la vue des rives fuyantes.

Pour cela, dès l'embarquement, on s'installera dans la pièce située au-dessous du pont.

On s'assoira de façon à n'être point tenté de suivre des yeux le déroulement du paysage.

Si cela semblait trop difficile, on fermerait résolument les yeux.

On s'installera dans le sens de la marche, c'est-à-dire le visage tourné vers l'avant du bateau.

Le costume.

On devra toujours, pour une traversée, si courte soit-elle, se munir d'un vêtement qui évitera le malaise venant de la fraîcheur de l'eau.

Les hommes boutonneront leur pardessus et mettront un léger cache-col, croisant sur la poitrine.

Les femmes auront la précaution de s'enrouler dans un boa, un étole, un col de fourrure, ou tout autre accessoire de toilette que l'on puisse, à volonté, revêtir ou rejeter.

On ne doit pas oublier que la chaleur joue un rôle important dans les malaises, dont nous nous occupons ici.

Comme les odeurs que dégagent les bateaux naviguant en eau douce sont moins puissantes que celles des grands navires, il est possible de s'en préserver, pendant les courtes traversées que nous envisageons.

Sur les lacs.

Il est rare qu'une promenade sur un lac ne soit pas uniquement un voyage d'agrément.

Aussi est-il, à de bien rares exceptions près, toujours possible de l'éviter.

Si cependant elle s'imposait à ceux que le mal d'eau douce fait souffrir, ils devraient user, dès les premières atteintes du vertige, des précautions dont nous parlons plus haut.

Il est, en effet, bien difficile de se garantir d'une façon préventive sans perdre le bénéfice de l'excursion.

Cependant, lorsqu'on se sait sensible on doit surveiller l'apparition du malaise.

Dès les premières atteintes, on fermera les yeux pendant un certain temps, pour ne les rouvrir que lorsque la sensation de vertige aura diminué.

On éloignera ainsi l'échéance pénible et on aura peut-être la chance d'atteindre le port de débarquement, avant que la crise se déclare.

Il est également nécessaire pour les voyageurs des lacs de se vêtir chaudement, quelque temps qu'il fasse.

Les vêtements de lainage, les tricots, les sweeters et tout ce qui s'en rapproche, sont recommandés pour les femmes.

Les hommes doivent aussi songer à se garantir de la fraîcheur qui, inévitablement, se dégage de l'eau, et qui, additionnée à celle du vent, toujours sensible sur les grands lacs, influe souvent d'une façon fâcheuse sur l'état de ceux qui sont disposés au « mal d'eau douce ».

On ne doit parler que par exception, des cas, heureusement rares, où les lacs deviennent aussi tumultueux que la mer.

On s'embarque souvent par un temps splendide et l'on se trouve surpris par un orage, déterminant un roulis, d'autant plus pénible que les bateaux ne sont pas construits de façon à résister, sans un balancement exagéré, aux caprices d'une brise trop forte.

Les estomacs délicats paient alors le tribu habituel au dieu taquin des eaux.

Cependant sans ce bouleversement, ils seraient restés à l'abri de tout mal.

Mais, c'est cet accident qu'il est bon de ne point exclure de la colonne des probabilités.

Dans ces moments critiques, les passagers subissent les atteintes du mal, comme s'ils voguaient en pleine mer. Néanmoins, ils ont l'espoir de voir abréger leur supplice, car les excursions sur les lacs se prolongent rarement au delà de quelques heures et ils inscrivent à la page des souvenirs émouvants, ce voyage exceptionnel, dont les péripéties ont peu de chance de se reproduire, dans la vie d'un touriste.

HUITIÈME PARTIE

LE MAL DE CHEMIN DE FER

On est étonné, à notre époque, de déplacements faciles et nombreux, de rencontrer beaucoup de personnes sujettes à cet inconvénient pénible, connu sous le nom de : « mal de chemin de fer ».

Il présente cette particularité d'affecter des gens que la voiture ordinaire n'incommode pas.

On donne à ceci plusieurs raisons que nous allons passer en revue, en nous efforçant d'en tirer la conclusion, d'où sortira le soulagement.

Ce mal présente tous les symptômes, précédemment décrits dans la partie de ce volume qui se rapporte au mal de mer.

Premièrement : Point douloureux entre les deux yeux, semblant prendre naissance à la racine du nez.

Deuxièmement : Tiraillement très pénible dans le globe de l'œil.

Troisièmement : Céphalalgie nettement dessinée.

Quatrièmement : Embarras stomacal, semblant avoir une liaison avec le malaise cérébral.

Ceci est le début de la crise.

Il arrive quelquefois, lorsque le voyage se trouve interrompu après la quatrième phase, que le malade se trouve soulagé, sans avoir souffert des maux causés par la nausée.

Mais s'il se continue sans interruption, le mal suit son cours habituel :

Après le malaise stomacal se produisent les phénomènes spéciaux à la nausée :

La bouche s'emplit d'eau, la gorge se contracte et les vomissements surviennent.

Cette disposition est d'autant plus fâcheuse qu'à notre époque, il est bien difficile de s'abstenir de voyager.

Des raisons d'affaires en font souvent une obligation, lorsque des intérêts de famille n'y convient point fréquemment.

On ne saurait donc assez s'appliquer à se délivrer de ce mal qui, vu les exigences de la vie actuelle, peut être classé parmi les infirmités les plus gênantes.

Choix du train.

On a remarqué que les malaises s'accentuent en raison de la rapidité des trains.

Beaucoup de voyageurs qui n'avaient jamais ressenti rien d'anormal dans des déplacements ordinaires, se sont trouvés indisposés dans les grands rapides.

Très inquiets de ces symptômes, ils ont éprouvé une grande satisfaction en les voyant disparaître dans les voyages suivants, effectués à une vitesse normale. Ce serait donc là une indication précieuse pour ceux qui souffrent habituellement du « mal de chemin de fer ».

S'ils ne le suppriment pas entièrement, ils auront

au moins grandes chances de le voir s'atténuer pendant les parcours effectués moins rapidement. Or, à
moins d'un concours spécial de circonstances, il est
presque toujours possible de choisir un train à l'al-
lure modérée.

Il s'agira simplement de partir quelques heures
plus tôt, voire même la veille.

Quelque dérangement que cela puisse causer, on ne
devra pas cependant négliger de mettre cet ennui en
balance avec l'avantage de conjurer le mal, ne serait-
ce que partiellement.

On choisira donc un train dont la vitesse est
moyenne.

Il sera encore désirable de rechercher les arrêts
nombreux.

Nous avons vu, dans le chapitre précédent, que le
« mal de chemin de fer » si l'on peut l'enrayer avant
l'apparition de la nausée, ne persiste pas long-
temps.

Quelques minutes passées en terre ferme et à l'air
libre font souvent ce miracle, d'entraver la céphalalgie commençante.

Nous ne voulons pas prétendre que ce remède soit
d'une efficacité instantanée et qu'après quelques minutes passées sur le quai, le malade — ou plutôt le
demi-malade — se trouve délivré de toute sensation
pénible, mais ce temps d'arrêt suffira pour amener
une amélioration.

C'est donc dans un état meilleur que lorsqu'il l'a
quitté, qu'il regagnera son compartiment.

Quelques instants, — souvent quelques heures —
seront encore nécessaires pour amener de nouveau le
malaise au point où il était lors de l'arrêt.

Si à ce moment, se présente encore une station, c'est-à-dire le moyen de faire quelques pas à l'air libre, la céphalalgie sera de nouveau entravée.

Le tout est de ne pas sacrifier à la paresse qui convie à laisser la tête alourdie reposer sur les coussins du wagon, au lieu de faire le petit effort qui met debout pour quelques pas.

Nous avons pu faire l'expérience suivante :

Nous trouvant en voyage avec un ami affligé de la propension au « mal de chemin de fer », nous l'avons décidé, pendant un trajet de dix heures, effectué en train-omnibus, à descendre à chaque arrêt, si bref soit-il.

A part quelque lourdeur de tête et un commencement de migraine qui n'avait pas pris d'extension, il avait très bien supporté le voyage et s'était même suffisamment sustenté en cours de route.

La semaine suivante nous revenions ensemble par un train de nuit.

Il faisait froid et il pleuvait un peu.

Malgré mes exhortations, il refusa de descendre, prétendant se trouver très bien portant, en réalité peu désireux de quitter la bonne tiédeur du wagon pour l'âpre bise du dehors.

Après m'avoir encore une fois donné l'assurance de sa santé parfaite, il s'endormit.

Deux heures après, il était réveillé par des nausées suivies de vomissements et accompagnées de maux de tête violents.

Il s'était passé ceci :

N'ayant point contrarié le travail que le roulement et la trépidation produisaient en lui, la répercussion de ces mouvements sur le liquide céphalo-rachidien et

sur les viscères abdominaux avaient amené une crise
qu'il n'était plus temps d'enrayer.

Ceci m'a confirmé dans la conviction dont je viens
de parler.

Le train rapide et l'extra-rapide sont de dangereux
agents du « mal de chemin de fer » et le placide train-
omnibus est celui qui convient le mieux aux estomacs
fragiles et aux cerveaux facilement accessibles au vertige.

Choix du compartiment.

Etant donné que l'instabilité joue un grand rôle
dans l'apparition du mal, il est donc important de
choisir son compartiment, de façon à ce qu'il soit
protégé le mieux possible contre les heurts répétés,
toujours si pénibles pour les gens nerveux ou mal
disposés.

A cet effet, le compartiment du milieu semble celui
dont le choix est préférable.

Bien calé entre les wagons d'avant et ceux de l'arrière, il bénéficie d'une stabilité relative, qui, cependant, est proportionnellement appréciable. Il offre, en
outre, l'avantage, si le train est long, de ne point
s'arrêter trop loin des petites gares et de permettre,
dans le cas d'indisposition, de trouver facilement un
peu d'eau fraîche, sans avoir à parcourir toute la lon-
gueur du train.

Ce souci de l'eau fraîche ne doit point être négligé.

Quelques compresses d'eau fraîche ou une gorgée
d'eau sont quelquefois d'un grand secours, en ce sens
que l'apparition de la forme sérieuse du mal se trouve
enrayée par cette pratique.

Autant qu'il sera possible on choisira un compartiment à couloir.

On ne doit pas oublier que tous ceux qui souffrent du « mal de chemin de fer » sont des nerveux et que, l'absence d'un cabinet de toilette ou d'un lavabo, en les inquiétant sur leur attitude en cas de nausée, vis-à-vis des autres voyageurs, est de nature à précipiter la venue du mal.

Au contraire, s'ils savent qu'en cas de crise, ils pourront se retirer dans un endroit solitaire, leur nervosité se trouve calmée.

Ajoutons que si le malaise prend une forme plus aiguë, ils seront heureux de trouver ce refuge.

Mais les wagons à couloir ont encore un autre avantage.

La promenade ou la station ?

Les wagons à couloir permettent de circuler librement.

Certaines formes du malaise dont nous parlons s'accroissent par l'immobilité.

D'autres fois, au contraire, la marche n'est pas un remède salutaire.

L'expérience a prouvé que les formes nettement céphalalgiques réclamaient un mouvement mesuré, tout au moins un déplacement.

Les phénomènes se rapportant aux viscères stomacaux exigent plutôt l'immobilité.

Il sera donc loisible, si l'on est installé dans un wagon à couloir, de circuler ou de rester tranquillement à sa place, suivant le soulagement que l'on retirera de la promenade ou de l'immobilité.

Certaines personnes se trouvent bien de rester debout pendant quelques moments.

Mais il ne faudrait pas trop abuser de la station debout, car, outre la fatigue qui en résulte, les muscles de l'estomac trop distendus se trouvent vite lassés.

La meilleure position dans l'immobilité est d'être assis, le corps droit, bien soutenu de tous côtés. A ce sujet le choix de la place a sa grande importance.

Choix de la place.

Ce n'est pas tout d'avoir choisi son compartiment.

Il est bon encore de choisir la place que l'on doit occuper. C'est pourquoi l'on ne saurait assez recommander à ceux qui sont accessibles au « mal de chemin de fer » de retenir leur place à l'avance, ou, s'ils ne peuvent pas le faire, d'arriver d'assez bonne heure pour se trouver là, dès la formation du train.

Bien entendu, c'est le coin qui est toujours le côté le plus enviable.

Mais il y a deux sortes de coins, dont chacun présente des avantages et des inconvénients.

Il y a les coins de l'entrée et ceux du fond.

Les premiers sont recherchés par les voyageurs qui aiment à circuler librement, sans avoir à déranger leurs voisins.

A ce point de vue, ils devraient être choisis par les candidats au « mal de chemin de fer ».

Ils ont encore pour eux l'avantage de n'être pas tout près de la fenêtre, en sorte qu'ils échappent à la tentation de regarder fuir le paysage, ce qui, ainsi que nous l'allons voir plus loin, est souvent la cause initiale du vertige.

Mais ces places présentent l'ennui de forcer leurs occupants à se déranger au passage des voyageurs et ceci, pour un demi-malade, est souvent une cause de trouble.

Les coins de fond assurent plus de tranquillité, mais aussi moins de facilité pour sortir et l'idée de ne pouvoir, en cas de nausée subite, quitter le compartiment pour se réfugier dans le cabinet de toilette, augmente souvent l'état de malaise des nerveux.

Ces coins, si appréciés des voyageurs à l'estomac solide, ont encore l'inconvénient de ne pas permettre d'échapper à la vue du paysage.

Nous conseillerons donc de choisir sans hésiter le coin le plus près de la sortie, quitte à devoir replier ses jambes sous la banquette à chaque passage de voyageur.

Il est encore un soin dont il est bon de se préoccuper. C'est la situation de ce coin.

Beaucoup de personnes souffrent d'aller en arrière, c'est-à-dire d'être assises dans le sens contraire du mouvement.

Ceux qui ne sont pas sujets aux indispositions aiment cette situation, car ils peuvent ouvrir les fenêtres et aérer le compartiment sans être trop directement atteints par le vent frais qui provient souvent du déplacement d'air causé par la rapidité de la marche du train, aussi bien que par la violence même de l'élément.

Mais les candidats aux nausées voient souvent leur malaise augmenter s'ils ne sont pas assis dans le sens de l'avance du train.

Il est donc infiniment plus prudent de choisir sa place, face à la machine.

De l'air.

En adoptant le coin proche de la sortie et en choisissant celui d'avant, on aura encore l'avantage de jouir de l'air du couloir et de celui qui entre par la fenêtre du wagon, sans en être trop directement enveloppé.

Le malade a besoin d'air, mais il redoute le froid.

Les courants d'air ne lui valent rien non plus.

Le grand tort de ceux qui se sentent souffrants est de mettre la tête à la portière.

Le fouet de l'air les ranime un moment, mais il augmente aussi la céphalalgie, car on sait que l'air trop vif ne convient pas aux malaises de formes névralgiques.

Il est donc recommandé d'éviter de s'exposer trop brusquement à un air trop frais et, à plus forte raison de ne point séjourner dans ces courants d'air.

La contemplation.

C'est souvent le point de départ du mal.

On regarde le paysage mouvant ; on cherche parfois à fixer un détail qui ne se laisse qu'entrevoir.

On s'intéresse à la disparition et à la réapparition des poteaux télégraphiques.

On regarde les fils qui, tour à tour, semblent se relever et s'abaisser et on se laisse surprendre par l'étourdissement.

Si l'on est prudent, on fermera immédiatement les yeux et on ne les ouvrira que pour regarder un objet fixe.

Le mieux est de les tenir baissés jusqu'à la cessation de l'éblouissement et d'éviter d'y retomber en s'attachant à ne point céder à la sollicitation du panorama.

Un autre danger est celui de la lecture.

L'instabilité des caractères, toujours très fatigante pour tous, devient pour celui qui est prédisposé au mal, un prétexte de vertige.

Or, nous l'avons déjà dit plusieurs fois au cours de ce livre, le vertige est ce qu'il faut avant tout redouter.

La lecture présente toujours un danger, surtout si les lettres sont petites et si l'encre est pâle, car l'effort qu'il faudra faire pour déchiffrer provoquera assurément une fatigue cérébrale, qui peut déterminer la douleur frontale, prélude de la crise.

Les repas.

Comme à ceux qui s'embarquent pour un voyage en mer, on recommande à ceux qui sont prédisposés au « mal de chemin de fer » de ne point manger trop abondamment avant le départ.

Il est préférable que le dernier repas soit pris deux ou trois heures — plutôt trois que deux — avant de s'installer dans le train.

Si le voyage est long et que les stations peu fréquentes contraignent à manger en wagon, il sera bon d'y apporter une grande circonspection.

On évitera aussi bien les nourritures trop liquides, telles que certains potages, que d'autres trop consistantes et trop substantielles.

Le mieux est d'absorber un mets réconfortant sous la forme la plus minime.

Comme boisson on choisira de préférence du thé très chaud.

S'il était impossible de s'en procurer ou si l'on ne pouvait l'avoir au degré de chaleur voulu, il vaudrait mieux absorber une boisson complètement froide.

La grande chaleur ou le froid ont sur les estomacs malades, un pouvoir de réaction que l'on considère toujours comme très efficace.

Si cela est possible, il sera très bon de s'allonger pendant une demi-heure après le repas.

Dans le cas où les circonstances ne le permettraient pas, on se tiendrait assis bien droit, sans renverser la tête et sans laisser aller le corps en arrière.

Traitement moral.

Ainsi que nous l'avons dit au sujet des gens qui souffrent du mal de mer, le moral influe beaucoup sur l'indisposition des voyageurs en chemin de fer.

Pour n'en citer qu'un exemple, il m'est arrivé de voyager avec un malade qui, outre l'affection assez sérieuse dont il souffrait, était prédisposé au « mal de chemin de fer ».

Il lui était impossible d'aller dans le sens contraire à celui de la machine, sans être pris, au bout de quelques instants de vomissements incoercibles.

Pensant qu'il y avait un peu de vertige dans son

cas, je lui recommandai de fermer les yeux en restant dans cette position. Malgré cette précaution, rigoureusement observée, les vomissements s'étaient produits.

Je n'avais donc plus insisté.

Cependant, au milieu de la nuit, alors que nous étions sortis tous deux du compartiment, il y rentra le premier et, par mégarde, s'assit dans le sens opposé à la marche du train.

Je le laissai faire sans rien dire et me contentai d'observer.

Il ne tarda pas à s'endormir d'un bon sommeil qui dura jusqu'au petit jour.

Quand il s'éveilla, je lui fis remarquer la situation dans laquelle il avait joui d'un si paisible repos.

Il en fut très étonné, devint très vite inquiet. Au bout de quelques minutes les symptômes du mal s'annonçaient visiblement.

Que conclure de ceci ?

Comme le mal de mer, le mal de chemin de fer atteint surtout ceux qui s'offrent au malaise comme des victimes certaines.

Dans un cas comme dans l'autre le physique n'est que trop souvent le serviteur du moral, aux suggestions duquel il obéit trop bien.

QUATRIÈME PARTIE

Au seuil de la crise

CINQUIÈME PARTIE

En pleine crise

SIXIÈME PARTIE

Le mal de mer et la suggestion

SEPTIÈME PARTIE

Le mal d'eau douce

HUITIÈME PARTIE

Le mal de chemin de fer

MAYENNE, IMPRIMERIE CHARLES COLIN

BIBLIOTHEQUE NATIONALE DE FRANCE
3 7511 001785107

www.ingramcontent.com/pod-product-compliance
Ingram Content Group UK Ltd.
Pitfield, Milton Keynes, MK11 3LW, UK
UKHW022336070726
13614UKWH00003B/1075